La Maladie de Kawasaki Expliquée

Un Guide Complet sur les Symptômes, le Traitement et L'espoir pour les Enfants Touchés

| Choses Que Vous Devez Savoir |

Isabella White

Copyright © 2024 par Isabella White.

Tous droits réservés. Aucune partie de ce livre ne peut être reproduite sous quelque forme ou par quelque moyen électronique ou mécanique, y compris les systèmes de stockage et de récupération d'informations, sans l'autorisation écrite de l'auteur, sauf par un critique qui peut citer de brefs passages dans une critique..

Clause de non-responsabilité: *Les informations fournies dans ce livre n'ont pas été évaluées par la FDA et ne sont pas destinées à diagnostiquer, traiter, guérir ou prévenir une maladie ou un problème de santé. Le contenu est uniquement destiné à des fins informatives et éducatives. Il ne constitue pas un substitut à l'avis médical de votre médecin ou d'un autre professionnel de la santé. Veuillez consulter un professionnel de la santé qualifié pour tout problème de santé. L'auteur et l'éditeur déclinent toute responsabilité quant aux effets négatifs liés à l'application des informations fournies ici.*

À Propos du Livre

Éclairer le Chemin à Travers la Maladie de Kawasaki

Lorsque l'enfant du Dr Isabella White a reçu un diagnostic de maladie de Kawasaki, ce médecin en médecine intégrative a été plongé en territoire inconnu. Comme beaucoup de parents dans sa situation, elle avait désespérément besoin d'une ressource fiable pour la guider à travers ce défi inattendu.

S'appuyant sur ses décennies d'expérience médicale et son état d'esprit holistique, le Dr White a rédigé le guide perspicace qu'elle aurait souhaité voir disponible pendant le parcours de diagnostic de sa famille. Avec compassion, sagesse et une attention méticuleuse à l'exactitude, elle permet aux familles de prendre en charge les soins de leur enfant avec connaissance et espoir.

Dans ce livre, le Dr White distille l'expertise collective des pédiatres et les idées de familles confrontées à la maladie de Kawasaki. Les lecteurs découvriront :

- Le point de vue d'un médecin sur le diagnostic, le traitement et la gestion de cette maladie déroutante.
- Stratégies holistiques pour répondre aux besoins physiques et émotionnels de l'enfant.
- Une recherche de pointe mêlant approches conventionnelles et complémentaires.

Fortes des informations contenues dans ces pages, les familles se sentiront en confiance pour collaborer avec leur équipe médicale pour maximiser la santé et le bien-être de leur enfant. L'approche intégrative du Dr White offre la clarté, l'empathie et la validation nécessaires pour passer du diagnostic au rétablissement avec connaissance, résilience et optimisme.

A Propos de L'auteur

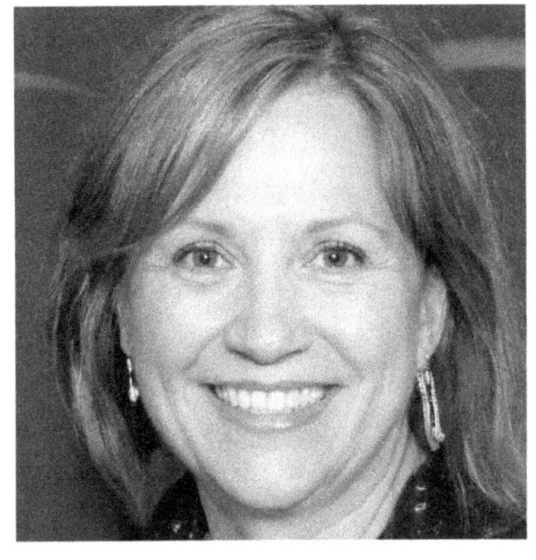

Isabelle White apporte une profonde expertise et de la compassion pour éclairer les défis de santé à travers ses écrits. En tant que praticienne de la médecine intégrative, elle allie les connaissances médicales conventionnelles à des approches holistiques fondées sur des données probantes.

Le Dr White a obtenu son diplôme de médecine et une maîtrise en médecine traditionnelle chinoise de l'Université de Washington. Elle possède plus de 15 ans d'expérience clinique, permettant aux patients d'optimiser leur santé et leur bien-être.

En tant qu'écrivain chevronné en matière de santé, le Dr White est réputé pour distiller des concepts médicaux complexes dans un langage accessible et engageant. Elle a publié des articles sur les techniques intégratives dans des revues et des livres médicaux.

Avec plus d'une décennie immergée dans la recherche et l'éducation, le Dr White offre aux lecteurs des perspectives scientifiquement rigoureuses mais humanistes. Son expérience clinique et son appréciation du point de vue des patients font que ses écrits trouvent un écho auprès de publics divers.

Le Dr White vise à doter les lecteurs des outils nécessaires pour garantir des soins et des résultats optimaux en expliquant les sujets de santé avec sagesse, empathie et sensibilité. Elle apporte clarté, réconfort et espoir fondés sur la science et la compassion.

Table des Matières

Chapitre 5

Gestion et Surveillance Continue______ 51

Chapitre 6

Complications et Santé Cardiaque________ 58

Chapitre 7

L'impact Émotionnel et les Systèmes de Soutien________ 66

Introduction

La maladie de Kawasaki est une maladie infantile déroutante qui affecte la santé et le bien-être de milliers d'enfants chaque année. Reconnue pour la première fois il y a plus de 50 ans au Japon, cette maladie continue de dérouter les experts malgré des études approfondies. Pour les familles touchées, un diagnostic de maladie de Kawasaki suscite peur et incertitude, ainsi que l'espoir qu'un traitement rapide préservera la santé de leur enfant.

Ce livre vise à fournir un guide complet et compatissant sur tous les aspects de la maladie de Kawasaki - de la reconnaissance des premiers symptômes à la navigation dans le traitement hospitalier en passant par la gestion des effets potentiels sur le cœur et en s'appuyant sur les dernières recherches et conseils médicaux, expliquant cette maladie complexe en utilisant des méthodes claires. , langage courant. L'objectif est de donner aux familles les connaissances nécessaires pour obtenir un diagnostic précis et rapide et optimiser les résultats pour leur enfant.

Tout d'abord, les lecteurs découvriront les signes classiques de la maladie de Kawasaki, qui sont souvent confondus avec des maladies infantiles plus courantes. Nous décrivons l'approche diagnostique actuelle utilisée par les médecins et décrivons les traitements médicaux disponibles, y compris les options pour les cas graves résistant au traitement standard. Étant donné que des complications cardiaques telles qu'une hypertrophie des artères coronaires peuvent en résulter, les familles comprendront mieux la surveillance cardiaque vitale nécessaire après une maladie.

Tandis que les aspects médicaux de la maladie de Kawasaki sont abordés en profondeur, une attention égale est accordée à la gestion de l'énorme impact émotionnel sur les enfants et les familles touchés. Des ressources de soutien psychologique, des conseils sur la communication avec les écoles et des conseils sur l'adaptation du mode de vie offrent une vision globale. Enfin, les familles pourront prendre du recul sur cette pathologie en se familiarisant avec les derniers développements de la recherche visant à percer les mystères qui entourent encore la maladie de Kawasaki.

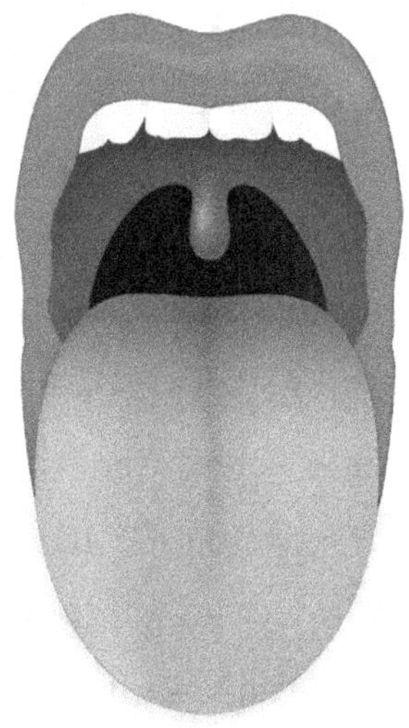

Normal
tongue

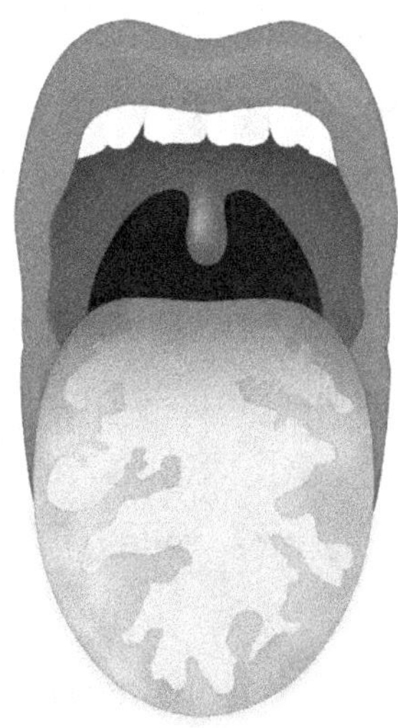

Geographic
tongue

Chapitre 1

Comprendre la Maladie de Kawasaki

Qu'est-ce Que la Maladie de Kawasaki ?

La maladie de Kawasaki est une maladie auto-immune grave mais rare qui touche principalement les enfants de moins de 5 ans. La maladie de Kawasaki, décrite pour la première fois en 1967 par le Dr Tomisaku Kawasaki au Japon, implique une inflammation des vaisseaux sanguins, en particulier des artères qui irriguent le cœur.

Bien que la cause exacte reste inconnue, la maladie de Kawasaki serait déclenchée par un agent infectieux, tel qu'un virus, chez des individus génétiquement prédisposés. Cela conduit à une suractivation du système immunitaire et à une inflammation des artères dans tout le corps. Les artères les plus gravement touchées sont les artères coronaires, qui fournissent du sang riche en oxygène au muscle cardiaque.

L'inflammation des artères coronaires peut entraîner une hypertrophie et la formation d'anévrismes. Cela endommage les artères et augmente le risque de formation de caillots sanguins. Si elles ne sont pas traitées, les complications de la maladie de Kawasaki peuvent inclure des crises cardiaques, une rupture d'anévrisme de l'artère coronaire et une mort subite.

Les principaux symptômes de la maladie de Kawasaki comprennent :

- Fièvre prolongée durant plus de 5 jours
- Éruption cutanée sur le tronc et l'aine
- Rougeur et desquamation des mains et des pieds
- Ganglions lymphatiques enflés dans le cou
- Lèvres rouges craquelées et langue d'apparence fraise
- Les yeux injectés de sang

- Douleurs et gonflements articulaires

Le diagnostic implique la détection d'au moins 4 de ces principaux symptômes, ainsi que les résultats de l'échocardiogramme d'anomalies de l'artère coronaire. La maladie de Kawasaki ne peut être diagnostiquée que lorsque d'autres infections et affections sont exclues.

Bien que la cause reste inconnue, les recherches suggèrent que des facteurs génétiques et environnementaux jouent un rôle. Les frères et sœurs des enfants atteints courent un risque 10 fois plus élevé. La maladie de Kawasaki survient plus souvent en Asie et chez les personnes d'origine asiatique, ce qui indique une possible susceptibilité génétique. Les épidémies saisonnières en hiver et au printemps suggèrent un déclencheur infectieux.

Bien que rare dans l'ensemble, la maladie de Kawasaki est la principale cause de maladie cardiaque acquise chez les enfants dans les pays développés. Avec un diagnostic et un traitement rapides, les perspectives pour la plupart des enfants atteints de la maladie de Kawasaki sont excellentes.

Cependant, la surveillance des complications cardiaques est cruciale. Une sensibilisation et une recherche accrues restent essentielles pour percer les mystères de cette maladie pédiatrique déroutante.

L'histoire de la Maladie de Kawasaki

La maladie mystérieuse aujourd'hui connue sous le nom de maladie de Kawasaki a été décrite pour la première fois au Japon par le Dr Tomisaku Kawasaki en 1967, sur la base de ses observations de 50 patients présentant une constellation inhabituelle de fièvre, d'éruptions cutanées et de rougeurs oculaires chez de jeunes enfants.

Le Dr Kawasaki a publié ses découvertes en japonais en 1967, qualifiant cette maladie de « syndrome fébrile aigu des ganglions lymphatiques mucocutanés ». Cette maladie a été appelée pour la première fois « maladie de Kawasaki » dans la littérature anglaise en 1974.

Des cas ont été signalés sporadiquement dans les années 1950 et 1960. Cependant, le Dr Kawasaki a été le premier à définir minutieusement l'ensemble des symptômes comme une entité clinique distincte.

Au début, on pensait que cette maladie était rare, spontanément résolutive et peu susceptible d'entraîner des conséquences graves.

Cependant, des autopsies réalisées dans les années 1970 ont révélé que la maladie de Kawasaki pouvait provoquer des anévrismes mortels des artères coronaires chez les enfants non traités. Cela a galvanisé la recherche de traitements efficaces. Il a été démontré que l'immunoglobuline intraveineuse (IVIG) réduit considérablement le risque de lésions coronariennes lorsqu'elle est administrée au cours des 10 premiers jours de la maladie.

Au début des années 1980, la maladie de Kawasaki était de plus en plus reconnue aux États-Unis et en Europe. De vastes épidémies ont été signalées au Japon, suggérant un déclencheur infectieux. Dans les années 1990, la maladie de Kawasaki était la principale cause de maladie cardiaque acquise chez les enfants des pays développés.

Les progrès réalisés dans les années 2000 ont mis en lumière la suractivation du système immunitaire et les facteurs génétiques à l'origine de la maladie de

Kawasaki. Les recherches en cours visent à identifier l'agent causal encore inconnu et à déterminer les meilleurs schémas thérapeutiques pour limiter les complications cardiaques.

Alors qu'elle était initialement considérée comme une maladie bénigne et localisée, la maladie de Kawasaki est désormais reconnue comme une vascularite systémique grave de l'enfance pouvant entraîner des problèmes cardiaques durables. Un diagnostic et un traitement rapides ont nettement amélioré les résultats, même si des mystères persistent concernant les origines de cette maladie pédiatrique déroutante.

Une étude approfondie des cas de maladie de Kawasaki dans le monde continue d'éclairer les lignes directrices pour un diagnostic, un traitement et des soins optimaux. Une meilleure compréhension a permis de sauver d'innombrables jeunes vies des complications cardiaques potentiellement dévastatrices liées à la maladie de Kawasaki non maîtrisée. Mais la recherche continue pour éclaircir pleinement cette condition encore déroutante, observée pour la première fois il y a plus de 50 ans au Japon par le Dr Tomisaku Kawasaki.

Épidémiologie: Qui est Concerné?

La maladie de Kawasaki est plus fréquente chez les enfants de moins de 5 ans, l'âge moyen du diagnostic étant de 2 ans. Environ 80% des cas surviennent chez des enfants de moins de 5 ans. Cette maladie est rare chez les nourrissons de moins de 6 mois et à l'adolescence.

Pour des raisons mal comprises, la maladie de Kawasaki est significativement plus fréquente chez les garçons que chez les filles. Le ratio hommes/femmes est d'environ 1,5 pour 1.

La maladie de Kawasaki peut survenir chez les enfants de toute race ou origine ethnique. Toutefois, les enfants d'origine asiatique, notamment japonaise et coréenne, présentent les taux d'incidence les plus élevés. Des données provenant des États-Unis et du Japon suggèrent que les enfants d'origine asiatique sont 2 à 3 fois plus susceptibles de développer la maladie de Kawasaki que les enfants de race blanche.

Cette maladie est également plus courante dans la région Asie-Pacifique que dans les pays occidentaux. Le Japon a le taux d'incidence annuel le plus élevé, avec 264 cas pour 100 000 enfants de moins de 5 ans. Aux États-Unis, le taux d'incidence est d'environ 20 cas pour 100 000 enfants de moins de 5 ans. Les taux augmentent en Amérique du Nord et en Europe.

La maladie de Kawasaki semble avoir un caractère saisonnier, avec une incidence maximale en hiver et au printemps. Des grappes et des épidémies se produisent, suggérant un déclencheur infectieux conduisant à la maladie de Kawasaki chez les enfants génétiquement prédisposés.

Bien qu'elle soit encore rare dans l'ensemble, la maladie de Kawasaki a dépassé le rhumatisme articulaire aigu en tant que principale cause de maladie cardiaque acquise chez les enfants dans les pays développés. Un diagnostic et un traitement rapides ont considérablement réduit les complications cardiaques et les décès dus à la maladie de Kawasaki au cours des dernières décennies.

Mais cette maladie reste difficile à prévoir ou à prévenir, compte tenu de ses origines inconnues. La collecte continue de données épidémiologiques contribue aux efforts visant à découvrir des facteurs et des modèles de risque qui fournissent des indices sur les déclencheurs possibles et la biologie sous-jacents à cette maladie infantile déroutante.

Il reste important d'accroître la sensibilisation et l'accès à un traitement rapide dans les régions géographiques et les groupes raciaux et ethniques pour garantir que tous les enfants aient les meilleures chances d'obtenir des résultats positifs après un diagnostic de maladie de Kawasaki. Comprendre les lacunes et les obstacles actuels en matière de diagnostic et de soins est essentiel pour améliorer l'équité et sauver de jeunes vies des complications évitables liées à la maladie de Kawasaki.

Chapitre 2

Reconnaître les Symptômes Courants et les Premiers Signes

Reconnaître les Symptômes

La maladie de Kawasaki est notoirement difficile à diagnostiquer à ses débuts car les symptômes sont similaires à ceux de nombreuses maladies infantiles courantes. Cependant, la reconnaissance rapide des principaux symptômes est cruciale pour obtenir un traitement approprié dans les 10 premiers jours de la maladie, moment où il est le plus efficace.

Les critères diagnostiques classiques de la maladie de Kawasaki sont une fièvre durant 5 jours ou plus et au moins 4 des principaux symptômes suivants :

- **Éruption cutanée:** Généralement rouge, inégal et démangeant, couvrant le tronc, l'aine et la région génitale. Elle peut se propager aux bras et aux jambes.
- **Conjonctivite:** Yeux rouges sans écoulement oculaire ni démangeaisons.
- **Lèvres sèches, gercées et aspect « fraise » de la langue:** La langue semble enflée et bosselée, avec des papilles rougies.
- **Gonflement des mains et des pieds:** Des rougeurs et une desquamation de la peau sur les paumes et les plantes suivent souvent le gonflement.
- **Des ganglions lymphatiques enflés:** Généralement seulement d'un côté du cou.
- **Irritabilité:** Les enfants peuvent être exceptionnellement difficiles et inconsolables.

En plus de ces symptômes classiques, les enfants atteints de la maladie de Kawasaki présentent souvent :

- Douleurs articulaires et arthrite : un gonflement est souvent perceptible au niveau des poignets et des chevilles.

- Douleurs abdominales, diarrhée et vomissements
- Éruption cutanée au niveau de la couche
- Toux, nez qui coule, éternuements

Les jeunes nourrissons atteints de la maladie de Kawasaki ne peuvent présenter qu'une irritabilité et une fièvre extrêmes, sans les éruptions cutanées ou les rougeurs oculaires classiques. Tout nourrisson de moins de 6 mois présentant de la fièvre depuis 7 jours ou plus nécessite un échocardiogramme pour rechercher des anomalies coronariennes.

Éduquer les parents sur le fait qu'une forte fièvre persistante combinée à l'un des symptômes ci-dessus justifie d'amener leur enfant chez un médecin pour une évaluation rapide d'une éventuelle maladie de Kawasaki est la clé d'un diagnostic et d'un traitement rapides. Détecter cette maladie à un stade précoce réduit considérablement le risque de complications cardiaques graves.

Les Étapes de la Maladie de Kawasaki

La maladie de Kawasaki se développe généralement en trois étapes distinctes sur une période d'environ 6 semaines si elle n'est pas traitée. Reconnaître les étapes progressives peut faciliter le diagnostic et garantir que le traitement approprié est initié au moment optimal :

Étape 1: Stade fébrile aigu

- Dure 1 à 2 semaines
- Cela commence par des fièvres persistantes et élevées au-dessus de 102°F.
- Un enfant paraît souvent très malade et irritable.
- Des éruptions cutanées, une conjonctivite, des mains ou des pieds enflés et des lèvres ou des langues rouges apparaissent et s'intensifient.
- Les ganglions lymphatiques grossissent environ 1 à 2 semaines.
- Les tests de laboratoire montrent des globules blancs et des marqueurs d'inflammation élevés.
- La dilatation de l'artère coronaire peut commencer.

Étape 2 : Phase subaiguë

- La fièvre s'installe progressivement et d'autres symptômes s'améliorent.
- Une desquamation de la peau des mains et des pieds se produit
- L'irritabilité et les douleurs articulaires s'améliorent.
- Les marqueurs de laboratoire ont tendance à baisser mais peuvent rester élevés.
- L'inflammation des artères coronaires culmine et des anévrismes se forment.

Étape 3 : Phase de convalescence

- Les symptômes ont disparu environ 6 semaines après le début.
- L'énergie revient à la normale.
- Les laboratoires continuent de se normaliser.
- Les anévrismes coronariens commencent à se résoudre ou à se stabiliser au bout de 6 à 8 semaines.

Le traitement vise à stopper l'attaque du système immunitaire sur les artères afin d'éviter l'aggravation des anévrismes. L'immunoglobuline intraveineuse est plus efficace lorsqu'elle est administrée dans les 7 à 10 premiers jours du stade fébrile, en association avec de l'aspirine à forte dose.

Un traitement ultérieur peut encore apporter des bénéfices, mais il est moins efficace pour prévenir les lésions coronariennes. La phase subaiguë nécessite une surveillance étroite des complications cardiaques avec des échocardiogrammes fréquents. La prise en charge continue se concentre sur la réduction du risque cardiaque pendant la phase de convalescence.

La reconnaissance claire des stades de la maladie de Kawasaki guide le traitement urgent au début de la phase fébrile et aide à prévenir les occasions manquées de minimiser les complications coronariennes pendant la période critique de l'activité de la maladie.

Quand Consulter un Médecin

La maladie de Kawasaki ne peut être diagnostiquée et traitée efficacement que si des soins médicaux sont recherchés rapidement dès l'apparition des symptômes.

Les parents doivent demander une évaluation médicale urgente si un enfant présente une fièvre persistante supérieure à 101 °F durant 4 jours ou plus, ainsi que l'un des éléments suivants :

- Éruption cutanée au niveau de la couche, du torse ou généralisée
- Yeux injectés de sang sans écoulement oculaire
- Lèvres rouges et gercées ; langue rouge bosselée
- Douleurs ou gonflements articulaires
- Irritabilité extrême
- Léthargie et faiblesse
- Douleurs abdominales, diarrhée et vomissements

Tout nourrisson de moins de 6 mois présentant une fièvre durant plus de 7 jours a besoin de soins médicaux immédiats pour rechercher une inflammation des artères coronaires. Les fièvres chez des nourrissons aussi jeunes sont très inhabituelles, sauf dans le cas de la maladie de Kawasaki.

De même, les fièvres persistant plus de 5 jours sans explication chez un enfant de moins de 5 ans justifient une visite chez un pédiatre. Des tests sont nécessaires pour vérifier la présence de marqueurs inflammatoires élevés dans le sang pouvant signaler la maladie de Kawasaki. Le diagnostic différentiel est large, de sorte que la seule façon d'exclure d'autres conditions consiste à effectuer des tests de laboratoire et d'imagerie.

Si l'enfant a de la fièvre et plusieurs symptômes caractéristiques de la maladie de Kawasaki, tels qu'une conjonctivite, une éruption cutanée à l'aine ou au niveau de la couche, des lèvres rouges et gercées et des mains et des pieds enflés, emmenez l'enfant rapidement aux urgences. Un traitement précoce est essentiel pour minimiser les complications cardiaques, idéalement dans les 7 jours suivant l'apparition de la fièvre.

Faites confiance à l'instinct parental s'il semble que « quelque chose ne va pas » avec un enfant malade.

Une fièvre prolongée et inexpliquée est toujours anormale chez un jeune enfant. Une évaluation précoce permet aux médecins de diagnostiquer la maladie de Kawasaki plus tôt et de commencer une perfusion intraveineuse d'immunoglobulines et d'aspirine pour atténuer l'inflammation des artères.

N'attendez pas que l'éruption cutanée ou la desquamation des mains ou des pieds apparaissent. Ces signes tardifs n'apparaissent souvent que deux semaines après le début de la maladie, moment auquel les lésions coronariennes peuvent avoir commencé. Surveillez régulièrement la température à la maison. Avec une détection précoce, la maladie de Kawasaki peut être facilement diagnostiquée et traitée pour protéger le cœur des dommages.

Chapitre 3

Diagnostic de la Maladie de Kawasaki

Critères Diagnostiques

La maladie de Kawasaki est diagnostiquée sur la base de critères cliniques spécifiques, tout en excluant d'autres affections potentielles susceptibles d'imiter ses signes et symptômes. Les directives de diagnostic classiques exigent les éléments suivants:

- Fièvre durant 5 jours ou plus
- Au moins 4 des 5 constatations suivantes :
  - Éruption cutanée sur le tronc, l'aine et la région génitale
  - Injection conjonctivale bilatérale sans exsudat

- Modifications des lèvres et de la cavité buccale (lèvres rougies, sèches, gercées ; langue « fraise »)
- Gonflement et rougeur des mains et des pieds
- Lymphadénopathie cervicale (hypertrophie des ganglions lymphatiques dans le cou)

De plus, les enfants présentent souvent:

- Irritabilité extrême
- Arthrite et arthralgie
- Symptômes gastro-intestinaux comme la diarrhée, les vomissements et les douleurs abdominales
- Toux, rhinorrhée
- Desquamation (desquamation de la peau des doigts et des orteils) au stade subaigu

Les tests en laboratoire révèlent généralement:

- Taux de sédimentation érythrocytaire (ESR) et protéine C-réactive (CRP) nettement élevés.

- Anémie selon le stade de la maladie
- Nombre élevé de globules blancs, généralement accompagné de neutrophilie
- Pyurie stérile (globules blancs dans l'urine sans infection bactérienne)
- Hypoalbuminémie (faible taux d'albumine dans le sang)

D'autres affections, comme les infections virales, la scarlatine et l'arthrite juvénile idiopathique, peuvent imiter la maladie de Kawasaki à un stade précoce. Une évaluation approfondie est nécessaire pour les exclure.

Les résultats de l'échocardiographie d'anomalies de l'artère coronaire soutiennent fortement le diagnostic mais peuvent être absents au début. L'imagerie cardiaque répétée est essentielle pour détecter le développement d'anévrismes coronariens.

Le diagnostic peut être posé avec moins de critères chez les nourrissons de moins de 6 mois présentant une fièvre prolongée inexpliquée. Tout nourrisson ayant de la fièvre pendant plus de 7 jours a besoin d'un échocardiogramme pour évaluer toute atteinte coronarienne signalant la maladie de Kawasaki.

Diagnostic Différentiel

Un large éventail de conditions infectieuses et inflammatoires peuvent initialement imiter la maladie de Kawasaki. Une évaluation minutieuse est nécessaire pour exclure d'autres maladies avant de poser le diagnostic de la maladie de Kawasaki, qui repose largement sur des critères cliniques une fois les troubles confusionnels exclus.

Les affections les plus courantes confondues avec la maladie de Kawasaki comprennent :

- Infections virales telles que l'adénovirus, l'entérovirus, le virus Epstein-Barr (EBV), le cytomégalovirus (CMV) et le coronavirus. Ceux-ci provoquent souvent une éruption cutanée, une conjonctivite et un gonflement des ganglions lymphatiques.
- La scarlatine entraîne de la fièvre, des éruptions cutanées et une langue rouge et peut montrer une injection conjonctivale. Les

analyses de sang révèlent des titres d'antistreptolysine-O nettement élevés.

- Le syndrome de choc toxique peut ressembler à la maladie de Kawasaki, mais l'éruption cutanée implique une desquamation des paumes et des plantes, une hypotension artérielle est courante et des bactéries streptococciques peuvent être détectées.

- L'arthrite juvénile idiopathique peut provoquer des douleurs articulaires et de la fièvre similaires ; cependant, une arthrite persistante qui dure des mois permet de la distinguer de l'arthrite transitoire dans la maladie de Kawasaki.

- Le syndrome de Stevens-Johnson se manifeste par des yeux rouges douloureux, des plaies dans la bouche, une éruption cutanée et une desquamation de la peau. Les lésions oculaires ciblées sont caractéristiques. Un déclencheur est souvent une réaction médicamenteuse.

- Les réactions d'hypersensibilité au mercure provoquent des rougeurs, une desquamation des mains et des pieds et une grave irritabilité due à l'ingestion ou à l'absorption du mercure.

Les tests visant à distinguer ces mimétiques de la maladie de Kawasaki comprennent:

- Cultures de sang, d'urine et de gorge pour exclure les infections bactériennes
- Tests sérologiques pour les virus et les anticorps streptococciques
- Marqueurs inflammatoires comme la vitesse de sédimentation (ESR) et la protéine C-réactive (CRP)
- Formule sanguine complète (CBC) à la recherche d'anémie et d'une élévation des globules blancs
- Taux d'enzymes hépatiques et d'albumine, anormaux dans la maladie de Kawasaki

Un échocardiogramme est essentiel pour évaluer les dimensions de l'artère coronaire qui sont dilatées à Kawasaki mais normales dans la plupart des conditions mimantes.

L'imagerie cardiaque répétée permet de suivre le développement d'anévrismes confirmant la maladie de Kawasaki. L'exclusion des troubles similaires et la reconnaissance du tableau clinique caractéristique sont les clés d'un diagnostic précis.

Tests de Laboratoire et Imagerie

Bien que la maladie de Kawasaki soit diagnostiquée sur la base de critères cliniques, les tests de laboratoire et l'imagerie fournissent des données vitales pour étayer le diagnostic et révéler l'étendue de l'inflammation et de l'atteinte cardiaque.

Les résultats de laboratoire anormaux courants dans la maladie de Kawasaki comprennent:

- **Vitesse de sédimentation érythrocytaire (VSE) élevée et protéine C-réactive (CRP):** Marqueurs d'inflammation importante.
- **Anémie:** Léger pour le degré de maladie systémique.
- **Nombre élevé de globules blancs avec prédominance de neutrophiles:** Signaux augmentation de l'inflammation.
- **Pyurie stérile:** Globules blancs dans l'urine sans infection bactérienne.

- **Hypoalbuminémie:** Diminution de l'albumine sanguine due à l'inflammation.
- **Transaminases élevées:** Marqueur d'inflammation du foie.
- **Thrombocytose:** Taux de plaquettes élevés en phase subaiguë.
- **Pléocytose stérile du liquide céphalo-rachidien (LCR):** Globules blancs dans le LCR sans infection.

Des cultures de sang, d'urine et des prélèvements de gorge aident à exclure les infections bactériennes. Les tests de réaction en chaîne par polymérase (PCR) peuvent identifier les déclencheurs viraux. L'échocardiogramme est l'examen d'imagerie clé à évaluer pour :

- Dilatation ou anévrismes des artères coronaires
- Épanchement péricardique – Liquide autour du cœur
- Diminution de la fonction cardiaque

L'ECG peut montrer des arythmies ou une ischémie due à une inflammation coronarienne.

L'échographie de la vésicule biliaire peut révéler un gonflement des hydrops, signifiant une inflammation systémique. L'IRM cérébrale détecte une inflammation des artères cérébrales chez au moins 1/3 des patients.

Des tests répétés permettent de surveiller l'activité de la maladie et la réponse au traitement. La normalisation des marqueurs inflammatoires et l'amélioration des résultats de l'échocardiogramme indiquent une récupération – les données de laboratoire et d'imagerie guident le diagnostic, le traitement et la surveillance des complications de la maladie de Kawasaki.

Le Rôle des Spécialistes Pédiatriques

En raison de la complexité du diagnostic et de la gestion de la maladie de Kawasaki, la collaboration avec des pédiatres est extrêmement précieuse.

Les experts en maladies infectieuses pédiatriques peuvent aider à différencier la maladie de Kawasaki de diverses infections virales et bactériennes présentant des signes similaires grâce à une anamnèse détaillée, une évaluation clinique et des tests de laboratoire dirigés.

Les rhumatologues pédiatriques reconnaissent de manière experte les types d'anomalies articulaires et musculaires qui sont à la fois typiques et atypiques de la maladie de Kawasaki par rapport à d'autres affections inflammatoires de l'enfance, comme l'arthrite juvénile. Les dermatologues pédiatriques identifient des éruptions cutanées et des schémas de desquamation distinctifs qui pointent plus spécifiquement vers la maladie de Kawasaki par rapport à des mimiques comme la scarlatine ou des troubles cutanés d'origine toxique.

Les ophtalmologistes pédiatriques effectuent des examens de la vue spécialisés qui distinguent la conjonctivite bilatérale non exsudative unique observée dans la maladie de Kawasaki de la conjonctivite virale hautement exsudative.

Les cardiologues pédiatriques effectuent une imagerie échocardiographique qui permet une détection précoce et une surveillance attentive du développement de l'anévrisme de l'artère coronaire et des complications cardiaques dans la maladie de Kawasaki.

Les neurologues pédiatriques peuvent évaluer les enfants atteints de la maladie de Kawasaki qui développent des symptômes neurologiques tels que la méningite, des convulsions et une altération de l'état mental en raison d'une vascularite du SNC et d'une inflammation du liquide céphalo-rachidien.

Une collaboration continue avec des pédiatres spécialistes dans ces domaines facilite un niveau plus élevé de certitude dans le diagnostic précoce de la maladie de Kawasaki. Leur contribution garantit également un suivi et une gestion optimale des complications chez les enfants concernés.

L'expertise dans cette gamme de spécialités pédiatriques renforce la confiance nécessaire pour établir un diagnostic rapide et précis de la maladie de Kawasaki, basé sur des résultats cliniques et de laboratoire subtils dès le début. Cette approche multidisciplinaire offre les meilleures chances d'obtenir des résultats positifs dans cette maladie infantile complexe.

Chapitre 4

Traitements Médicaux de la Maladie de Kawasaki

Traitements de Première Intention

Le pilier du traitement médical de la maladie de Kawasaki vise à réduire l'inflammation des artères coronaires et à prévenir la formation et la progression des anévrismes.

Le traitement de première intention consiste à:

- **Immunoglobuline intraveineuse (IVIG):** Cela fournit des anticorps qui atténuent l'inflammation généralisée et neutralisent les toxines libérées par le système immunitaire. Les IgIV sont administrées en une seule perfusion sur 8 à 12 heures. La dose standard est de 2 g/kg.

- **Aspirine:** De l'aspirine anti-inflammatoire à forte dose (80 à 100 mg/kg/jour) est administrée jusqu'à ce que la fièvre disparaisse, puis passe à une dose antiplaquettaire plus faible (3 à 5 mg/kg/jour) pour empêcher la coagulation. L'aspirine à haute dose se poursuit pendant une durée totale pouvant aller jusqu'à 14 jours.

Ce régime d'IgIV plus aspirine est plus efficace lorsqu'il est initié dans les 7 à 10 premiers jours suivant l'apparition de la fièvre. Des études montrent qu'il réduit le taux d'anévrismes coronariens de 20 à 25 % non traités à seulement 4 à 5 % traités précocement.

Pour les enfants qui se présentent tard après la fenêtre de 10 jours, des stéroïdes peuvent être ajoutés aux IgIV et à l'aspirine. Les risques d'inflammation et de coagulation restent accrus lors des présentations tardives.

Des deuxièmes doses d'IgIV sont parfois nécessaires si la fièvre et les marqueurs d'inflammation ne s'améliorent pas dans les 36 heures suivant la première perfusion. Les maladies réfractaires surviennent dans environ 10 à 20 % des cas.

Dans de rares cas, un enfant peut développer une résistance aux IgIV ou une contre-indication à l'aspirine, nécessitant d'autres médicaments anti-inflammatoires comme l'anakinra (un inhibiteur de l'IL-1).

Un diagnostic rapide et des IgIV plus aspirine en temps opportun restent les pierres angulaires du traitement pour supprimer l'inflammation, neutraliser les toxines immunitaires et prévenir les dommages coronariens durables dans la maladie de Kawasaki.

Thérapie par Immunoglobuline Intraveineuse (IVIG)

La perfusion intraveineuse d'immunoglobulines (IVIG) constitue le fondement du traitement médical de la maladie de Kawasaki. Les IVIG délivrent des anticorps concentrés qui agissent par plusieurs mécanismes pour atténuer l'inflammation et neutraliser les médiateurs immunitaires.

Avantages des IgIV dans la maladie de Kawasaki:

- Supprime l'inflammation généralisée.
- Inhibe l'activation des cellules immunitaires.
- Neutralise les superantigènes bactériens et les toxines
- Fournit des anticorps pour aider à éliminer les agents infectieux déclencheurs.
- Empêche l'agrégation plaquettaire et la formation de caillots.

Dosage:

- La dose standard est de 2 g/kg administrée en une seule perfusion.
- Généralement administré sur 8 à 12 heures.
- Des doses répétées peuvent être administrées en cas de réponse inadéquate à la première.

Horaire:

- Plus efficace lorsqu'il est administré dans les 7 à 10 jours suivant l'apparition de la fièvre.

- Toujours bénéfique lorsqu'il est administré plus tard, mais moins efficace pour prévenir les lésions coronariennes.
- Il peut être administré avec des stéroïdes en cas de présentation après 10 jours.

Les IgIV sont bien tolérées et entraînent peu d'effets secondaires chez la plupart des enfants. Les effets indésirables potentiels comprennent:

- Maux de tête, fièvre et frissons pendant la perfusion
- Nausées Vomissements
- Surcharge de liquide
- Rarement, méningite aseptique et insuffisance rénale

Les IgIV exploitent la puissance de milliers d'anticorps pour réduire rapidement l'inflammation excessive qui menace les artères coronaires dans la maladie de Kawasaki. Il représente une avancée thérapeutique majeure qui a transformé les résultats lorsqu'il est associé à l'aspirine dans la fenêtre critique de traitement précoce.

Aspirine et Autres Médicaments

Avec les IgIV, l'aspirine est un composant principal du traitement initial de la maladie de Kawasaki. L'aspirine à forte dose produit des effets anti-inflammatoires et antithrombotiques (anticoagulant).

Régimes d'aspirine:

- Dose élevée (80 à 100 mg/kg/jour) administrée jusqu'à disparition de la fièvre
- Ensuite, il passe à « l'aspirine pour bébé » à faible dose (3 à 5 mg/kg/jour).
- La dose élevée dure 14 jours au total.
- L'administration d'une faible dose se poursuit pendant 6 à 8 semaines pour prévenir la formation de caillots sanguins.

Avantages:

- Puissant anti-inflammatoire à des doses plus élevées
- À dose plus faible, il inhibe l'agrégation plaquettaire pour empêcher la formation de caillots.

- Économique et largement disponible

Les effets secondaires sont rares mais comprennent des maux d'estomac, des nausées, des bourdonnements d'oreilles et rarement le syndrome de Reye.

Des stéroïdes peuvent être ajoutés à l'aspirine ou aux IgIV pour les présentations tardives, compte tenu de leurs puissants effets anti-inflammatoires.

D'autres options pour les cas résistants aux IVIG comprennent:

- Inhibiteurs de l'IL-1 comme l'Anakinra
- Anti-TNF-alpha comme l'infliximab
- Inhibiteurs de l'IL-6 comme le tocilizumab

L'aspirine et les IgIV agissent en synergie pour interrompre le processus inflammatoire aigu de la maladie de Kawasaki. L'aspirine à faible dose continue de conférer une protection contre la formation de caillots sanguins dans les artères coronaires endommagées.

Traitement de la Maladie de Kawasaki Résistante

Environ 10 à 20 % des patients atteints de la maladie de Kawasaki présentent une fièvre persistante ou recrudescente et une inflammation qui s'aggrave malgré un traitement initial par IgIV et aspirine. Cette maladie résistante nécessite un traitement supplémentaire pour stopper les lésions coronariennes progressives.

Les raisons de la résistance aux IgIV comprennent:

- L'initiation ultérieure du traitement ne correspond pas à la fenêtre idéale de 7 à 10 jours.
- Prédisposition génétique à une maladie plus grave
- Une élévation extrême des cytokines inflammatoires
- Problèmes de dose ou de préparation d'IgIV sous-optimaux

Deuxième perfusion d'IgIV:

- Répétez la dose de 2 g/kg, surtout si l'épanchement ou l'arthrite s'aggrave après la première dose.
- Vérifiez la marque IVIG ; certains enfants réagissent mieux à un type.
- Assurer des techniques d'administration appropriées.

Stéroïdes:

- Méthylprednisolone, 10 à 30 mg/kg IV, quotidiennement pendant 1 à 3 jours
- Ensuite, passez à la prednisolone et diminuez progressivement sur 2 à 3 semaines.
- Réservé aux cas réfractaires pour cause de toxicité

Autres options:

- Infliximab (un inhibiteur du TNF-alpha)
- Anakinra (un inhibiteur de l'IL-1)
- Cyclosporine (un immunosuppresseur)
- Échange de plasma - élimine les anticorps et les toxines.

Des échocardiogrammes répétés sont essentiels pour évaluer les modifications coronariennes chez les patients atteints d'une maladie résistante. Les traitements multimodaux atténuent rapidement l'inflammation une fois que le traitement standard échoue. La recherche se poursuit sur les meilleures approches pour la maladie de Kawasaki réfractaire.

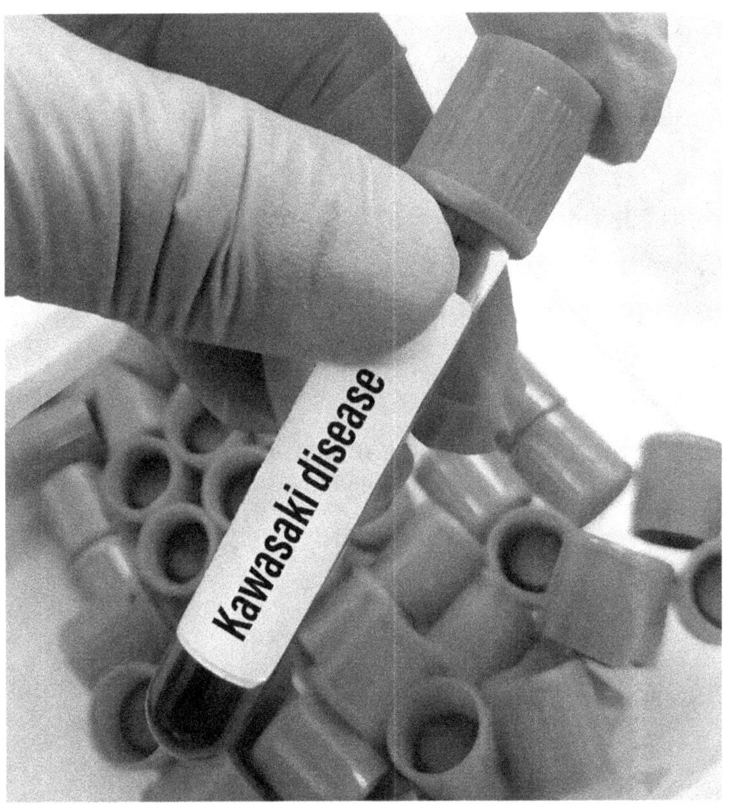

Chapitre 5

Gestion et Surveillance Continue

Suivi Post-Traitement

Après la phase initiale de traitement de la maladie de Kawasaki, les soins de suivi continus visent à surveiller les complications potentielles et à optimiser la santé cardiovasculaire.

La surveillance de suivi comprend:

- **Échocardiogrammes réguliers:** 1 à 2 semaines après le traitement, puis 5 à 6 semaines et 6 à 8 semaines pour évaluer les artères coronaires. Une imagerie plus fréquente est nécessaire si les anévrismes sont volumineux.

- **Électrocardiogramme (ECG):** Peut détecter une ischémie ou des arythmies dues à une inflammation des artères coronaires.

- **Des analyses de sang:** Formule sanguine complète, VS et CRP pour confirmer la résolution de l'inflammation. Tests de la fonction hépatique et rénale pour détecter une atteinte des organes.

- **Gestion des médicaments:** Transition de l'aspirine à forte dose à l'aspirine à faible dose environ 2 semaines après le traitement si les valeurs de laboratoire/les résultats de l'écho sont stables ou s'améliorent.

- **Restrictions d'activité:** Pas d'exercice intense pendant la phase aiguë. Augmentez lentement l'activité après 6 à 8 semaines si l'écho est rassurant.

- **Conseils nutritionnels:** Alimentation faible en gras et saine pour le cœur ; soutien nutritionnel infantile si nécessaire.

- **Accompagnement psychosocial:** Aider l'enfant et la famille à faire face au stress de la maladie.

- **Suivi avec un cardiologue pédiatrique:** Après 6 à 8 semaines pour déterminer la nécessité d'une surveillance cardiaque à long terme en fonction des changements coronariens.

La surveillance continue des complications cardiaques telles que les thromboses, la sténose ou les altérations fonctionnelles se poursuit pendant des mois, voire des années, guidée par les résultats de l'échocardiogramme. La reconnaissance et la gestion rapides des problèmes tardifs améliorent les résultats à long terme.

Surveillance Cardiaque à Long Terme

Les enfants qui développent des anévrismes de l'artère coronaire à la suite de la maladie de Kawasaki nécessitent une surveillance cardiaque constante pour préserver leur santé cardiaque dans les mois et les années qui suivent la maladie.

Une surveillance continue vise à détecter:

- L'élargissement de l'anévrisme, qui augmente le risque de thrombus et de sténose

- Ischémie myocardique due à un flux sanguin insuffisant dans les vaisseaux endommagés
- Thrombose de l'artère coronaire ou formation de caillot sanguin
- Progression de la sténose ou du rétrécissement de l'artère coronaire
- Fonction cardiaque réduite en raison d'un muscle cardiaque cicatriciel

Les tests comprennent:

- Échocardiogrammes en série : initialement tous les 1 à 2 mois ; moins fréquemment si stable
- Électrocardiogramme annuel et tests d'effort
- IRM cardiaque potentielle, angiographie CT pour une anatomie détaillée
- Surveillance attentive en cas de maladie accompagnée de fièvre - Risque accru de coagulation
- Éviter les sports de haute intensité pour réduire la tension cardiaque
- Tests sanguins pour détecter une inflammation persistante pouvant affecter le cœur

- Aspirine pour bébé à long terme, 2 à 5 ans ou plus
- Orientation vers un cardiologue en cas d'anomalies nécessitant une intervention

Un accompagnement tout au long de la vie par un cardiologue pédiatrique est souvent nécessaire après une maladie de Kawasaki avec anévrismes coronariens. La protection de la santé cardiaque grâce à une surveillance vigilante favorise des résultats optimaux.

Adaptations du Mode de vie et Soins à Domicile

Pour favoriser la guérison continue après la maladie de Kawasaki, certains changements de mode de vie et certains éléments de soins à domicile sont recommandés.

- **Suivez d'abord les restrictions d'activité:** Évitez les cours de gymnastique et les jeux intenses jusqu'à ce qu'ils soient autorisés par un médecin. Augmentez progressivement l'exercice sous surveillance.

- **Adhérez à une alimentation saine pour le cœur:** Concentrez-vous sur les légumes, les fruits et les grains entiers. Limitez le sucre, le sel et les aliments transformés. Maintenez une alimentation nutritive pour réduire les risques futurs de maladies cardiaques.

- **Contrôlez la fièvre de manière agressive:** Utilisez généreusement de l'acétaminophène en cas de fièvre, car la maladie peut augmenter le risque de caillots sanguins. Consultez rapidement un médecin en cas de fièvre supérieure à 102 °F.

- **Assurez-vous que les médicaments sont administrés correctement:** Donnez de l'aspirine à temps, à des doses précises. Surveillez les effets secondaires. Faites part de vos inquiétudes au médecin.

- **Appliquer des soins topiques pour la peau:** Utilisez une lotion hydratante pour peler les doigts/orteils. Gardez vos ongles coupés pour éviter les déchirures cutanées.

- **Apporter un soutien émotionnel:** Rassurez l'enfant et offrez-lui des conseils pour atténuer la peur/l'anxiété liée à la maladie.

- **Limiter l'exposition au soleil:** Utilisez un écran solaire pour protéger la peau après le peeling, car elle est sensible aux brûlures.
- **Obtenez des vaccins contre la grippe et d'autres vaccins:** Évitez les vaccins vivants pendant 1 à 2 mois après l'IgIV. Privilégiez la protection contre les infections respiratoires.
- **Planifier les visites médicales requises:** Organisez des échocardiogrammes, des laboratoires et des ECG de suivi. Assistez à tous les rendez-vous de cardiologie.

Des mesures simples à domicile améliorent le processus de guérison après la maladie de Kawasaki. Travailler en étroite collaboration avec l'équipe soignante garantit que l'enfant bénéficie d'un suivi et d'un suivi optimaux.

Chapitre 6

Complications et Santé Cardiaque

Complications Cardiovasculaires

La maladie de Kawasaki peut entraîner de graves complications cardiovasculaires, surtout lorsqu'elle n'est pas diagnostiquée et traitée rapidement à un stade précoce. Les problèmes cardiaques persistants peuvent persister longtemps après la maladie initiale.

Les complications cardiovasculaires courantes comprennent :

- **Anévrismes de l'artère coronaire:** Agrandissement ou dilatation des parois artérielles. Les risques incluent la coagulation, qui peut bloquer la circulation sanguine.

- **Infarctus du myocarde:** Crise cardiaque due à la formation d'un caillot sanguin dans une artère coronaire endommagée.

- **La cardiopathie ischémique:** Diminution de l'apport sanguin au muscle cardiaque, entraînant des douleurs thoraciques et des modifications de l'ECG.

- **Sténose de l'artère coronaire:** Rétrécissement des vaisseaux coronaires dû au tissu cicatriciel. Restreint le flux sanguin.

- **Insuffisance cardiaque congestive:** Fonction de pompage cardiaque altérée à cause d'un muscle cicatriciel. Provoque une rétention d'eau et un essoufflement.

- **Arythmies:** Rythmes cardiaques anormaux comme la fibrillation auriculaire dus à une irritation du muscle cardiaque.

- **Mort cardiaque subite:** Événement catastrophique lié à un thrombus important ou à une arythmie. Heureusement, cela est rare avec les traitements actuels.

Le dépistage des anévrismes par échocardiographie est essentiel pendant la maladie. La surveillance à long terme guide les interventions appropriées pour les personnes présentant des anomalies persistantes.

Les anticoagulants ou le traitement antiplaquettaire préviennent les complications de la coagulation. Le cathétérisme cardiaque et la pose de stents peuvent ouvrir les vaisseaux rétrécis. Les médicaments pour le cœur et, rarement, le pontage chirurgical sont des options en cas de maladie avancée.

Un contrôle agressif de l'inflammation au cours de la maladie initiale, combiné à une surveillance vigilante, minimise les complications cardiovasculaires à long terme.

Stratégies de Prévention des Maladies Cardiaques

La prévention des complications cardiovasculaires de la maladie de Kawasaki repose sur deux stratégies clés : un diagnostic et un traitement précoces en phase aiguë et une surveillance constante à long terme des anomalies coronariennes.

Un diagnostic précoce permet un traitement rapide par IgIV et aspirine afin de minimiser l'inflammation des artères coronaires avant le développement d'anévrismes et de caillots.

Les enfants traités dans les 7 à 10 premiers jours suivant l'apparition de la fièvre sont beaucoup moins susceptibles de subir des lésions coronariennes durables que ceux traités ultérieurement. Éduquer les parents sur la reconnaissance rapide des signes et symptômes de la maladie de Kawasaki facilite un diagnostic précoce.

Pour les enfants qui développent des anévrismes et des anomalies coronariennes, une surveillance longitudinale diligente est cruciale pour préserver la santé cardiaque.

La surveillance continue comprend:

- Échocardiogrammes fréquents pour détecter une aggravation des anévrismes, une nouvelle sténose ou des thrombus.
- Électrocardiogrammes et tests d'effort pour découvrir toute ischémie.

- Angiographie potentielle par tomodensitométrie ou IRM pour une visualisation détaillée de l'anatomie coronarienne.
- Traitement à long terme par aspirine à faible dose pour prévenir la formation de caillots.
- Suivi cardiologique annuel tout au long de l'enfance et à l'âge adulte.
- Conseils pour éviter les comportements qui pourraient mettre le cœur à rude épreuve.

Une intervention rapide pour tout changement préoccupant est essentielle, comme les procédures de réparation d'anévrisme, la pose de stents en cas de rétrécissements, les anticoagulants en cas de thrombose et les médicaments contre l'insuffisance cardiaque.

La combinaison d'un diagnostic et d'un traitement précoces avec une surveillance attentive à vie offre les meilleures chances de retrouver une fonction cardiaque normale après la maladie de Kawasaki.

L'importance d'une Intervention Précoce

L'identification et le traitement de la maladie de Kawasaki dès la phase précoce de la maladie sont essentiels pour prévenir des dommages durables, en particulier au niveau des artères coronaires irriguant le cœur.

La recherche montre que les patients traités dans les 7 à 10 premiers jours de fièvre présentent des taux d'anomalies des artères coronaires beaucoup plus faibles que ceux traités ultérieurement.

Avantages d'un diagnostic et d'un traitement précoces:

- Arrête la progression de l'inflammation artérielle avant le développement des anévrismes.
- Permet aux IgIV d'agir plus efficacement pour atténuer l'inflammation généralisée.
- Réduit le risque de thrombose coronarienne en initiant l'aspirine peu de temps après son apparition.

- Empêche l'aggravation des anévrismes au fil du temps lorsqu'ils sont plus petits au moment de la détection.
- Évite l'ischémie du myocarde et l'infarctus dus à une obstruction coronarienne importante
- Réduit la probabilité d'avoir besoin de traitements intensifs supplémentaires plus tard.

En revanche, un diagnostic et un traitement tardifs entraînent:

- Probabilité plus élevée de formation et d'élargissement d'anévrisme
- Risque accru de thromboses et de sténose de l'artère coronaire
- Plus grand risque d'infarctus du myocarde et d'insuffisance cardiaque
- Besoin potentiel de procédures cardiaques telles que la pose de stents et les pontages
- Il existe un risque plus élevé de mort cardiaque subite, bien que cela reste rare

Un diagnostic et un traitement rapides dans les 10 jours suivant l'apparition de la fièvre constituent la meilleure opportunité de préserver l'anatomie et la fonction cardiaque normales dans la maladie de Kawasaki. Un traitement retardé risque de causer des dommages progressifs, tandis qu'une intervention précoce épargne à l'enfant toute sa vie de complications cardiaques.

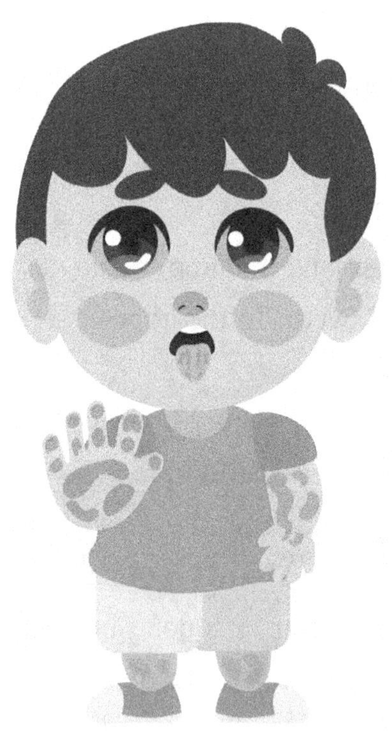

Chapitre 7

L'impact Émotionnel et les Systèmes de Soutien

Faire Face à un Diagnostic de Maladie de Kawasaki

Recevoir un diagnostic de maladie de Kawasaki suscite naturellement un choc, une peur et des troubles émotionnels chez les familles. Traiter l'actualité et ses implications sur la santé de leur enfant peut s'avérer extrêmement difficile. Les réactions courantes vécues par les parents comprennent:

- Anxiété à l'idée que leur enfant subisse des procédures médicales invasives et soit hospitalisé

- Inquiétude concernant les problèmes de santé à court et à long terme, en particulier les problèmes cardiaques
- Culpabilité de ne pas reconnaître les symptômes plus tôt ou de ne pas avoir demandé des soins plus tôt
- Colère face à l'injustice et au caractère aléatoire du développement de cette maladie rare par leur enfant
- Tristesse et chagrin face à la perte d'une santé infantile normale
- Se sentir impuissant et dépassé par la prise de décisions médicales
- Hypervigilance et paranoïa face à toute fièvre ou plainte mineure
- Pensées intrusives et rumination constante sur les pires scénarios
- Déconnexion des amis et de la famille qui ne comprennent pas leur traumatisme

Rechercher un soutien en santé mentale facilite le traitement sain de ces émotions. Les parents ont également besoin d'être rassurés sur le fait que le rétablissement est la norme lorsque la maladie de

Kawasaki est rapidement diagnostiquée et traitée. Des conseils continus aident les familles à relever les défis à venir tout en gardant espoir.

Accompagnement Psychologique de L'enfant et de la Famille

Prendre soin des besoins émotionnels de l'enfant et de la famille fait partie intégrante de la gestion de la maladie de Kawasaki. Le conseil professionnel constitue un exutoire précieux contre le stress.

Pour l'enfant, anxiété liée à :

- Peur des médecins, des hôpitaux, des procédures médicales comme les intraveineuses
- L'école et les amitiés manquent
- Apparence altérée, comme des extrémités qui pèlent
- Prendre des médicaments quotidiennement
- Incertitude sur la maladie et son issue
- Possibilité de taquineries ou de stigmatisation à propos des maladies cardiaques

Encouragez l'expression par le jeu ou la thérapie par la parole adaptée à l'âge. Rassurez l'enfant en lui disant qu'il est en sécurité et aimé.

Pour les parents, le conseil aide à:

- Gérer la culpabilité, le chagrin et la colère
- Faire face au stress post-traumatique suite à l'expérience
- Combattre l'anxiété liée aux complications cardiaques
- Gérer l'inquiétude et l'hypervigilance
- Discuter de ses préoccupations sans effrayer l'enfant
- Examiner les tensions relationnelles et l'impact sur la famille
- Accepter le manque de contrôle sur la maladie d'un enfant

Les groupes de soutien mettent en relation des parents qui comprennent les défis de la maladie de Kawasaki. La thérapie individuelle et familiale offre un exutoire aux peurs et aux difficultés.

Construire un Réseau de Soutien

La constitution d'un réseau de soutien diversifié améliore la résilience des familles touchées par la maladie de Kawasaki. La sensibilisation fournit des connexions et des ressources pour parcourir le chemin à parcourir.

Les membres importants de l'équipe d'assistance comprennent:

- **Famille et amis:** Offrez une aide pratique pour les repas, la garde des enfants et les courses afin de réduire les facteurs de stress. Apporter un soutien émotionnel par une écoute active et des encouragements.
- **Prestataires médicaux:** Le médecin traitant coordonne les soins et répond aux questions. Des spécialistes pédiatriques donnent des conseils d'experts sur le traitement et la surveillance. Maintenir une communication ouverte.
- **Personnel de l'école:** Les enseignants s'adaptent aux absences et aident au rattrapage. Les conseillers aident les

étudiants à faire face aux aspects socio-émotionnels.

- **Professionnels de la santé mentale:** Les thérapeutes offrent des débouchés pour les réactions à la peur, à l'anxiété, au chagrin et aux traumatismes. Activer des capacités d'adaptation saines.

- **Autres parents KD:** Connectez-vous avec ceux qui ont vécu une expérience pour échanger des conseils pratiques et trouver de la camaraderie. Des groupes de soutien locaux ou des communautés en ligne le fournissent.

- **Chefs spirituels:** Les pasteurs, prêtres ou autres guides religieux donnent des conseils sur la lutte contre la maladie d'un enfant. Les prières réconfortent ceux qui se sentent désespérés.

- Des activités complémentaires - le yoga, les massages et les thérapies d'acupuncture calment le stress. Maintenez des activités qui apportent de la joie, comme l'art, la musique et la nature.

Le fait de pouvoir compter sur plusieurs personnes de confiance pour leur empathie, leur sagesse et leur aide pratique rend les défis de la maladie de Kawasaki plus gérables. La constitution d'un réseau de soutien diversifié et personnalisé renforce la résilience.

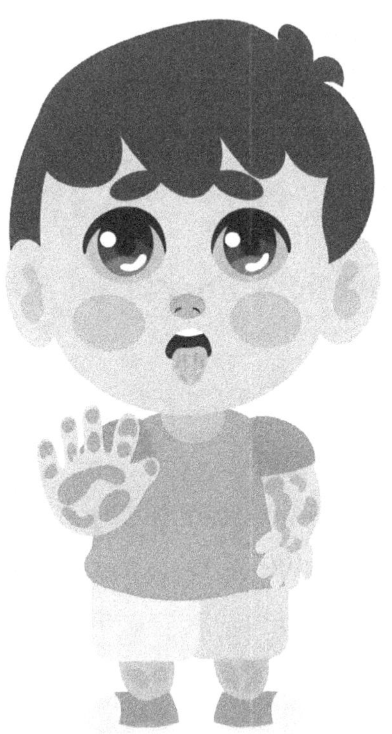

Chapitre 8

Naviguer Dans la vie Avec la Maladie de Kawasaki

Recommandations Pour la vie Quotidienne et les Activités

Même si la plupart des enfants se rétablissent complètement après le traitement de la maladie de Kawasaki, certaines modifications de leur vie quotidienne peuvent être nécessaires pendant la période de rétablissement et au-delà.

En phase aiguë :

- **Appliquer des restrictions d'activité :** Pas de jeux ou de sports intenses qui pourraient fatiguer le cœur tant que l'inflammation persiste.

- **Évitez toute exposition excessive au soleil :** Peu de temps après, la fièvre disparaît car la peau est sensible aux brûlures. Utilisez un écran solaire.

- **Environnement de contrôle:** Gardez la pièce confortable lorsque vous êtes irritable. Évitez la fumée et les allergènes.

- **Adoptez une alimentation saine pour le cœur :** Fournissez des aliments nutritifs et anti-inflammatoires pour une meilleure guérison.

- **Administrer correctement les médicaments :** Administrez de l'aspirine et d'autres médicaments selon le programme aux doses prescrites.

- **Augmenter les périodes de repos :** Les siestes et les moments de calme favorisent la guérison de cette maladie éprouvante.

Après la phase aiguë :

- **Augmenter progressivement l'activité physique sous surveillance médicale :** Revenez lentement aux cours de gym/sports une fois approuvés.

- **Donnez la priorité aux vaccins contre la grippe :** Évitez les vaccins vivants pendant un certain temps. Prévenir les infections respiratoires.
- **Appliquer des crèmes émollientes pour la peau :** Hydratez les doigts et les orteils craquelés ou qui pèlent.
- **Conseils sur la protection de la peau :** Utilisez un écran solaire et évitez de bronzer, ce qui pourrait aggraver la peau cicatrisée.
- **Prévoir des chaussures de soutien :** Chaussures coussinées si les pieds restent sensibles.

De simples ajustements aux routines quotidiennes favorisent une récupération optimale dans les semaines et les mois qui suivent la maladie de Kawasaki.

Considérations Pédagogiques

La maladie de Kawasaki nécessite souvent une absence de l'école pendant la maladie aiguë et la période de suivi. Une coordination étroite avec le personnel éducatif aide les étudiants à faire une transition en douceur tout en bénéficiant des aménagements nécessaires.

- Informez l'infirmière scolaire du diagnostic, du traitement et du délai prévu pour le rétablissement. Demandez aux médecins de fournir une documentation médicale.

- Informez les enseignants des semaines d'absence potentielles. Prévoyez d'obtenir des notes et des devoirs et proposez des cours particuliers à domicile. Configurez la participation en classe vidéo.

- Associez-vous à un conseiller pour aider l'élève à faire face à la disparition d'amis, aux événements sociaux et au sentiment d'isolement. Les conseillers peuvent répondre à toute taquinerie ou stigmatisation.

- Informez les administrateurs des restrictions concernant la salle de sport, les récréations et les sports dans les semaines suivant le traitement – planifiez une reprise des activités physiques.

- Demandez des aménagements comme des pauses, un accès à l'eau, un laissez-passer d'ascenseur et un système de jumelage si nécessaire au départ.

- Renseignez-vous sur le pré-emballage des cartables si le port de charges lourdes est limité. Organiser de l'aide pour le transport des plateaux à la cafétéria si les douleurs articulaires persistent.

- Accordez des délais flexibles pour les travaux de maquillage sans pénalités. Divisez les tâches en morceaux gérables.

- Collaborer avec les enseignants sur les modifications potentielles du programme en cas de manque d'énergie. Ajustez les environnements de test si nécessaire.

- Élaborez un plan 504 ou un IEP pour fournir des aménagements formels aux étudiants souffrant de lésions coronariennes durables ayant un impact sur l'endurance.

Un travail d'équipe étroit garantit que les élèves réintègrent l'école en douceur après une absence. Les modifications en cours aident les étudiants concernés à long terme à participer pleinement et à s'épanouir sur le plan académique.

Communiquer Avec L'école et les Pairs de Votre Enfant

Maintenir une communication ouverte avec la communauté scolaire et les pairs de votre enfant facilite un retour plus fluide à l'éducation après la maladie de Kawasaki. Voici quelques stratégies utiles :

- Écrivez un e-mail à l'enseignant et au directeur expliquant le diagnostic, le traitement et le délai de récupération prévu de votre enfant. Soulignez que votre enfant devrait être capable de participer pleinement après la période de repos et d'adaptation.
- Rencontrez le conseiller scolaire pour discuter de tout soutien socio-émotionnel dont votre enfant pourrait avoir besoin pour retourner à l'école après une absence prolongée. Les conseillers peuvent aider à répondre à toute anxiété ou problème relationnel avec les pairs.
- Informez l'infirmière scolaire de l'état de votre enfant, des médicaments, des restrictions d'activité et des besoins en

matière de soins de suivi. Fournir les ordonnances du médecin. Les infirmières peuvent coordonner les aménagements et informer les enseignants.

- Demandez aux enseignants de fournir un aperçu des leçons et des devoirs clés pendant l'absence. Révisez régulièrement avec votre enfant pour suivre le rythme. Organisez des appels vidéo ou diffusez la classe en direct si possible.
- Sollicitez l'aide de l'enseignant pour préparer les camarades de classe au retour de votre enfant en expliquant le motif médical de l'absence. Les camarades de classe peuvent montrer leur soutien.
- Informez les amis proches de votre enfant du diagnostic et du processus de rétablissement. Avec la permission des parents, organisez des appels vidéo, des cartes ou des visites pour maintenir les connexions.
- Expliquez les symptômes visibles comme la desquamation de la peau à vos camarades de classe de manière neutre. L'enseignant peut

réorienter les questions et éviter les taquineries.

- Si des aménagements cardiaques continus sont nécessaires, expliquez aux pairs que les camarades de classe peuvent avoir besoin de plus de pauses mais apprécient toujours l'amitié.

- Partagez des mises à jour sur le retour progressif à une activité normale de votre enfant après un traitement contre la maladie de Kawasaki.

Rester en contact avec le personnel de l'école et ses pairs permet une réintégration pleine d'empathie qui aide votre enfant à s'épanouir académiquement et socialement après la maladie.

Chapitre 9

Maladie de Kawasaki et Recherche: Le Chemin à Parcourir

Les Dernières Recherches et Développements

Même si d'énormes progrès ont été réalisés dans la compréhension et le traitement de la maladie de Kawasaki au cours des 50 dernières années, beaucoup de choses restent inconnues sur cette maladie déroutante. Les recherches en cours visent à faire la lumière sur les principaux mystères. Les orientations de recherche récentes comprennent:

- Déterminer le(s) déclencheur(s) infectieux potentiels qui incitent à une réponse immunitaire exagérée chez les enfants génétiquement prédisposés. Les principales théories impliquent des virus respiratoires courants, des superantigènes bactériens ou de nouveaux agents pathogènes.

- Comprendre la dérégulation du système immunitaire et la cascade inflammatoire provoquant des lésions artérielles. Des études montrent que plusieurs cytokines et chimiokines sont élevées et que les neutrophiles infiltrent les parois artérielles.

- Identifier les facteurs génétiques et les polymorphismes qui influencent la susceptibilité à la maladie de Kawasaki et son évolution. Les gènes HLA, les gènes immunomodulateurs et les voies vasculaires sont à l'étude.

- Améliorer le diagnostic précoce en découvrant des biomarqueurs qui apparaissent avant la présentation clinique complète. Les microARN sont prometteurs en tant qu'indicateurs potentiels.

- Optimiser les schémas thérapeutiques IgIV en comparant les protocoles à dose élevée, à dose répétée et de perfusion rapide pour maximiser l'efficacité. Des agents adjuvants sont également testés.

- Développer des thérapies immunomodulatrices ciblées pour les cas résistants aux IgIV. Les inhibiteurs de l'IL-1 et de l'IL-6 présentent un potentiel particulier.

- Stratification du risque de complications des artères coronaires sur la base des nouveaux systèmes de notation des risques cliniques et des biomarqueurs. Permet un traitement personnalisé.

- Élargir les registres de patients et les biobanques pour accélérer les découvertes en matière de génétique, de biomarqueurs, de résultats et d'interventions optimales.

Avancées en Matière de Vaccins et de Traitements

Bien qu'il n'existe actuellement aucun vaccin contre la maladie de Kawasaki, des recherches prometteuses sont en cours pour développer des vaccins efficaces qui pourraient prévenir cette maladie pédiatrique dévastatrice.

Les stratégies vaccinales potentielles comprennent:

- Cibler les superantigènes bactériens susceptibles de déclencher une suractivation immunitaire. Des vaccins contre les superantigènes staphylococciques et streptococciques sont en cours de développement.

- Immunisation contre les virus respiratoires courants liés au KD, comme l'adénovirus, le rhinovirus et les coronavirus. Les antigènes de capside virale montrent du potentiel.

- Utilisation d'épitopes IgA spécifiques associés au KD pour induire une immunité protectrice des muqueuses dans les voies respiratoires.

- Utiliser des antigènes KD conservés présents dans la phase aiguë pour renforcer la tolérance immunitaire.

- Incorporer des peptides d'antigène KD avec des adjuvants comme l'alun pour stimuler une immunité durable.

- Tirer parti de la technologie émergente des vaccins à ARNm, comme dans les vaccins contre la COVID. Les premières recherches sont en cours.

- Lancer des essais de vaccins dans des groupes à haut risque comme les populations asiatiques où la KD est plus répandue.

Parallèlement aux vaccins, de nouvelles thérapies prometteuses contre la maladie de Parkinson réfractaire font leur apparition:

- Les inhibiteurs de JAK comme le ruxolitinib semblent efficaces dans les cas graves ne répondant pas aux IgIV.
- Les agents biologiques qui ciblent les cytokines inflammatoires clés sont également bénéfiques en tant que thérapie de sauvetage.
- L'aspirine à faible dose reste le pilier du traitement initial avec les IgIV.

Le développement de vaccins efficaces et sûrs et d'agents de deuxième intention améliorés reste un objectif clé de la recherche sur la maladie de Kawasaki. Prévenir la maladie de Parkinson grâce à la vaccination représente l'ultime espoir.

Parler de Kawasaki à Votre Enfant

Avoir des conversations ouvertes et honnêtes avec votre enfant au sujet de son diagnostic et de son traitement pour la maladie de Kawasaki peut aider à atténuer ses peurs et ses anxiétés. Voici quelques conseils:

- Utilisez un langage simple et adapté à l'âge. Pour les jeunes enfants, concentrez-vous sur des éléments de base tels que « Vous aviez une très forte fièvre et des éruptions cutanées qui vous ont fait sentir mal ; le médecin vous a donné un médicament spécial pour vous aider à vous sentir mieux. »
- Rassurez-les, ce n'est pas de leur faute s'ils sont tombés malades. Expliquez-leur qu'il s'agit d'un problème de santé que les médecins apprennent encore, mais que le traitement aide la plupart des enfants à aller complètement mieux.
- Laissez les enfants plus âgés revoir leur diagnostic, leurs médicaments et leur plan de suivi. Encouragez les questions : corrigez les

informations erronées provenant de vos pairs ou d'Internet.

- Permettez-leur de discuter de leurs inquiétudes concernant l'absence de l'école, des amis et des activités. Réfléchissez à des idées pour rester connecté.

- Si les résultats de la maladie cardiaque expliquent qu'ils ont besoin d'un suivi supplémentaire pour garder leur cœur fort. Transmettez de l'espoir et de la positivité.

- Pour les adolescents, discutez de questions importantes comme l'activité physique, la santé reproductive, les carrières et les assurances avec un cardiologue. Dissiper les mythes.

- Partagez calmement vos propres émotions, comme la peur ou la tristesse. Soulignez que vous restez positif et que vous vous concentrez sur votre amélioration quotidienne.

- Passez du temps de qualité à faire une activité agréable qu'ils ont manquée pendant qu'ils étaient malades. Le rire et le plaisir favorisent la guérison.

- Gardez les explications centrées sur le présent. Évitez les discussions abstraites sur les pires scénarios qui augmentent l'anxiété.

Avec compassion et honnêteté, vous pouvez aider votre enfant à comprendre les concepts Kawasaki adaptés à son âge tout en développant sa résilience émotionnelle.

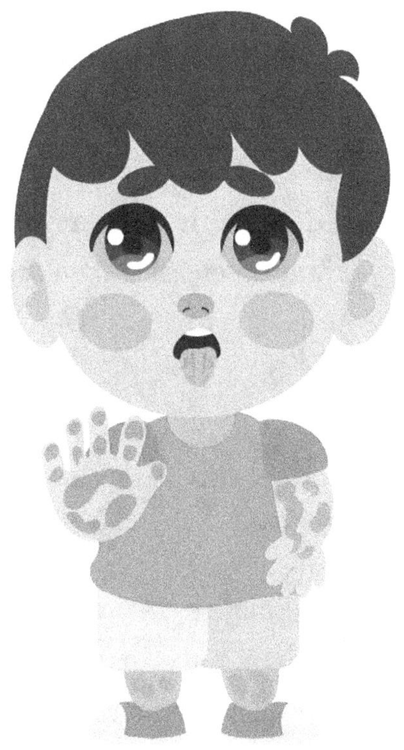

Conclusion

Nous espérons que notre voyage à travers les nombreuses facettes de la maladie de Kawasaki a constitué une ressource significative pour les familles confrontées à ce diagnostic. Bien que beaucoup de choses restent inconnues sur cette maladie infantile déroutante, les perspectives pour la plupart des enfants bénéficiant d'un traitement rapide et approprié sont très positives. La recherche médicale continue de faire progresser rapidement notre compréhension de la maladie de Kawasaki et d'affiner les thérapies afin d'optimiser les résultats pour les enfants atteints.

En apprenant à reconnaître les premiers symptômes, en faisant confiance à votre instinct parental pour obtenir des soins en temps opportun et en travaillant en étroite collaboration avec l'équipe médicale de votre enfant, les familles peuvent être rassurées de savoir qu'elles prennent les meilleures mesures pour protéger la santé de leur enfant. Même si des défis émotionnels surgiront, un soutien compatissant et une communication ouverte avec les prestataires, les éducateurs, les pairs et les autres parents atteints de la maladie de Kawasaki aideront à aplanir le chemin.

Même si la vigilance face aux problèmes cardiaques potentiels est nécessaire après un traitement aigu, essayez de vous concentrer sur la célébration de chaque étape du rétablissement de votre enfant au lieu de vous concentrer sur des risques hypothétiques. Favorisez leur résilience émotionnelle en gardant des explications positives et en encourageant leurs questions. Si des complications surviennent, il faut tirer de l'espoir des progrès remarquables réalisés dans la prise en charge des maladies cardiaques chez les enfants.

La maladie de Kawasaki reste malheureusement imprévisible, mais ses résultats se sont considérablement améliorés au cours des dernières décennies grâce à des recherches ciblées, une sensibilisation croissante et des soins multidisciplinaires. Faites confiance au système médical, renforcez les liens familiaux, adoptez le soutien des pairs et sachez qu'il y a toutes les raisons d'être optimiste quant à l'avenir de votre enfant. Avec de la patience et de la compassion, la vie après la maladie de Kawasaki peut être merveilleusement remplie et riche.

Merci d'avoir choisi ce livre et je vous souhaite, à vous et à votre famille, tout le meilleur.

Annexe

Annexe A: Ressources pour les Familles

Groupes de défense et de soutien des patients

- Fondation pour la maladie de Kawasaki (KDF) : kdfoundation.org
- Groupe de soutien aux parents KD sur Facebook
- Réseau de soutien pédiatrique de l'American Heart Association

Matériel éducatif

- Brochures KDF sur le diagnostic, le traitement et la santé cardiaque
- Livret sur la maladie de Kawasaki de l'American Academy of Pediatrics
- Fiche d'information du CDC sur les signes, les symptômes et les soins

- Vidéos sur les tests de laboratoire, la perfusion d'IgIV, les échocardiogrammes, etc. pour familiariser les enfants

Connexion avec d'autres familles KD

- Groupes de soutien locaux en personne par le biais des hôpitaux/sections KDF
- Événements nationaux de réseautage des parents KD via KDF
- Communautés en ligne via le site Web de KDF et les groupes Facebook

Stratégies d'adaptation et conseils

- Thérapeutes/conseillers spécialisés dans l'adaptation des enfants en cas de maladie ou de handicap
- Ressources, livres et applications de pleine conscience pour les parents et les enfants
- Groupes de soutien entre frères et sœurs et programmes de camp
- Services dispensés par les services psychosociaux des hôpitaux

Programmes d'aide financière

- Demandes d'assurance maladie, Medicaid, autres couvertures
- Programmes de soins caritatifs hospitaliers
- Aide via le Manoir Ronald McDonald et des organisations à but non lucratif locales
- Subventions et bourses de la section locale KDF

Contactez-nous tôt et souvent pour créer votre réseau unique. Vous n'êtes pas obligé de parcourir ce chemin seul.

Annexe B: Recherche sur la Maladie de Kawasaki

Bien que la cause reste inconnue, les principales théories suggèrent que la maladie de Kawasaki pourrait être déclenchée par un ou plusieurs agents infectieux chez les enfants génétiquement prédisposés. Les recherches en cours portent sur :

- Déclencheurs viraux comme l'adénovirus, le virus Epstein-Barr et les coronavirus
- Superantigènes bactériens qui provoquent une activation immunitaire massive

- Facteurs environnementaux et biomarqueurs pouvant influencer le risque
- Polymorphismes génétiques liés à la régulation immunitaire, à l'inflammation et aux voies vasculaires
- Des biomarqueurs comme les microARN qui peuvent permettre un diagnostic précoce avant l'apparition complète des symptômes
- Dosage, calendrier et préparation optimaux des IgIV pour améliorer l'efficacité
- Agents adjuvants comme les stéroïdes, les inhibiteurs de l'IL-1 et les bloqueurs du TNF-alpha
- Systèmes de notation des risques pour identifier les patients les plus susceptibles de développer des complications cardiaques
- Élargir les registres cliniques et les biobanques pour élucider les mécanismes de la maladie
- Développer des algorithmes de traitement sur mesure basés sur la gravité de la maladie et la stratification des risques

- Essais cliniques de thérapies émergentes comme les inhibiteurs de JAK pour les cas résistants aux IgIV
- Concevoir un vaccin efficace et sûr qui pourrait prévenir la maladie de Kawasaki

Alors que les recherches se poursuivent pour percer les mystères de ses origines et de sa prise en charge optimale, les perspectives pour les enfants atteints de la maladie de Kawasaki sont prometteuses grâce aux chercheurs, cliniciens et familles dévoués qui travaillent en tandem pour approfondir les connaissances et améliorer les résultats pour les enfants atteints.

Glossaire

- **Anévrisme:** Gonflement ou ballonnement localisé d'une artère dû à une faiblesse de la paroi des vaisseaux sanguins. Peut augmenter le risque de caillots sanguins.
- **Arythmie:** Rythme cardiaque anormal.
- **Aspirine:** Médicament anti-inflammatoire souvent utilisé pour traiter la maladie de Kawasaki.
- **Maladie auto-immune:** Condition dans laquelle le système immunitaire attaque par erreur les propres tissus du corps.
- **Cardiologue:** Médecin spécialisé dans les affections cardiaques.
- **Artères coronaires:** Artères qui fournissent du sang riche en oxygène au muscle cardiaque.

- **Échocardiogramme:** Test d'imagerie qui utilise des ondes sonores pour évaluer le cœur.

- **Immunoglobuline:** Protéines du système immunitaire qui fonctionnent comme des anticorps.

- **Inflammation:** Réponse immunitaire provoquant une rougeur, un gonflement et une douleur.

- **Immunoglobuline intraveineuse (IVIG):** Infusion d'anticorps utilisée comme traitement contre la maladie de Kawasaki.

- **Myocardite:** Inflammation du muscle cardiaque.

- **Épanchement péricardique:** Liquide autour du cœur, affectant la fonction cardiaque.

- **Éruption cutanée:** Éruption cutanée rouge et inégale, souvent sur la zone du tronc.

- **Taux de sédimentation (ESR):** Test sanguin évaluant les niveaux d'inflammation.

- **Sténose:** Rétrécissement anormal d'un vaisseau sanguin.

- **Thrombose:** Formation d'un caillot sanguin à l'intérieur d'un vaisseau sanguin, bloquant le flux.
- **Vascularite:** Inflammation des vaisseaux sanguins.

La connaissance de ces termes facilite la communication efficace avec l'équipe médicale de votre enfant.

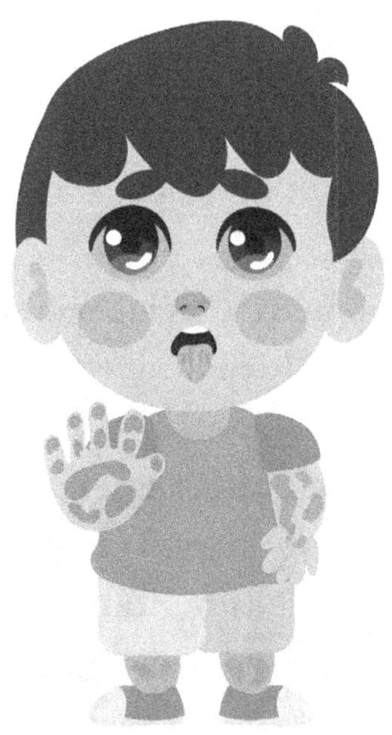

Les Références

1. McCrindle BW, Rowley AH, Newburger JW et al. Diagnostic, traitement et gestion à long terme de la maladie de Kawasaki : une déclaration scientifique destinée aux professionnels de la santé de l'American Heart Association. Circulation. 2017;135(17):e927-e999.

2. Sonobe T, Kiyosawa N, Tsuchiya K et al. Prévalence des anomalies de l'artère coronaire dans la maladie de Kawasaki incomplète. Pédiatre Int. 2007;49(4):421-6.

3. Kuo HC, Yang KD, Chang WC, Ger LP, Hsieh KS. Maladie de Kawasaki : le point sur le diagnostic et le traitement. Pédiatre Néonatol. 2012;53(1):4-11.

4. Makino N, Nakamura Y, Yashiro M et al. Épidémiologie descriptive de la maladie de

Kawasaki au Japon, 2011-2012 : à partir des résultats de la 22e enquête nationale. J Epidémiol. 2015;25(3):239-45.

5. McCrindle BW. Maladie de Kawasaki : une maladie infantile aux conséquences importantes jusqu'à l'âge adulte. Circulation. 2009;120(1):6-8.

6. Newburger JW, Takahashi M, Burns JC. Maladie de Kawasaki. J Am Coll Cardiol. 2016;67(14):1738-1749.

7. YeungRS. Maladie de Kawasaki : point sur la pathogenèse. Curr Opin Rheumatol. 2010;22(5):551-60.